BEI GRIN MACHT SICH IHR WISSEN BEZAHLT

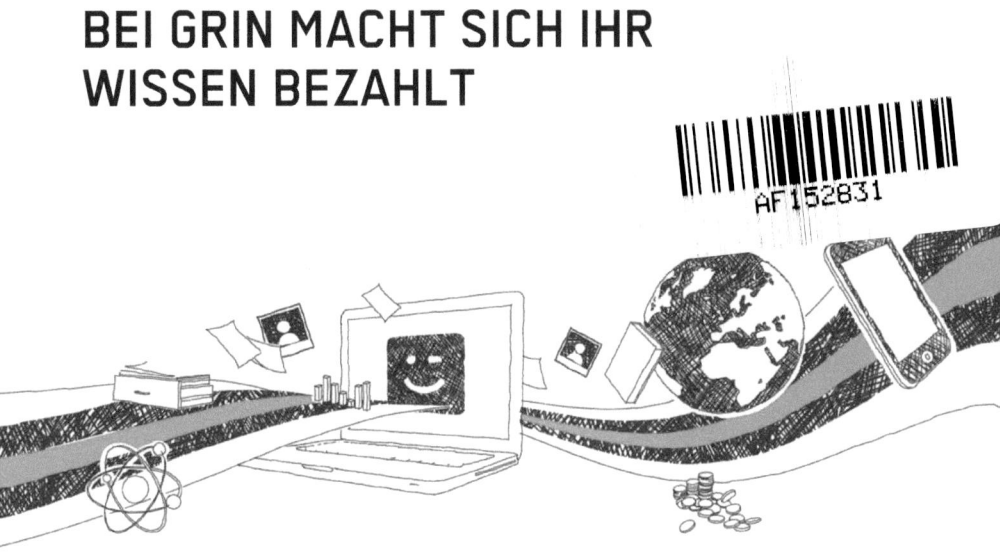

- Wir veröffentlichen Ihre Hausarbeit,
  Bachelor- und Masterarbeit

- Ihr eigenes eBook und Buch -
  weltweit in allen wichtigen Shops

- Verdienen Sie an jedem Verkauf

Jetzt bei www.GRIN.com hochladen und kostenlos publizieren

Hendrik Heitland

Das Burnout-Syndrom. Definition, Ermittlung und Behandlung

GRIN Verlag

Bibliografische Information der Deutschen Nationalbibliothek:

Die Deutsche Bibliothek verzeichnet diese Publikation in der Deutschen National-bibliografie; detaillierte bibliografische Daten sind im Internet über http://dnb.d-nb.de/ abrufbar.

Impressum:

Copyright © 2007 GRIN Verlag GmbH
Druck und Bindung: Books on Demand GmbH, Norderstedt Germany
ISBN: 978-3-638-85578-5

Dieses Buch bei GRIN:

http://www.grin.com/de/e-book/81915/das-burnout-syndrom-definition-ermittlung-und-behandlung

GRIN - Your knowledge has value

Der GRIN Verlag publiziert seit 1998 wissenschaftliche Arbeiten von Studenten, Hochschullehrern und anderen Akademikern als eBook und gedrucktes Buch. Die Verlagswebsite www.grin.com ist die ideale Plattform zur Veröffentlichung von Hausarbeiten, Abschlussarbeiten, wissenschaftlichen Aufsätzen, Dissertationen und Fachbüchern.

Besuchen Sie uns im Internet:

http://www.grin.com/

http://www.facebook.com/grincom

http://www.twitter.com/grin_com

Universität Bremen

Modul 31: Arbeitsbedingte Erkrankungen und Berufskrankheiten

Veranstaltung 11-56-2-M31-1b

Sommersemester 2007

Studiengang: B.A. Public Health / Gesundheitswissenschaften

Das Burnout-Syndrom

Autor:

Hendrik Heitland

2. Fachsemester

INHALTSVERZEICHNIS

Thema   **Seite**

1. Einleitung

In dieser Hausarbeit erörtere ich das Phänomen des Burnout-Syndroms. Hierfür erläutere ich das typische Krankheitsbild, mit dessen Ursachen, den Symptomen und dem Krankheitsverlauf, woraus sich die Fragestellung ergibt, ob das Burnout Syndrom eine Auswirkung auf die Arbeitswelt hat. Dabei gehe ich von der These aus, dass Burnout sowohl für den Betrieb, als auch für den Arbeitnehmer negative Folgen hat.

Bevor der Bezug zum Berufsleben hergestellt wird, werden zunächst in Punkt 2 Definitionen des Begriffes „Burnout" vorgestellt und auf die Problematik, die ein Definitionsversuch mit sich bringt, eingegangen. Im darauf folgenden Unterpunkt 2.1 stelle ich die Ursachen und die gängigen Symptome des Burnout-Syndroms dar. Da es hierbei eine Vielzahl an Merkmalen und Kennzeichen gibt, habe ich mich auf die in der Fachliteratur Gebräuchlichsten konzentriert. Nachfolgend wird in Unterpunkt 2.2 der Krankheitsverlauf anhand verschiedener Verlaufsmodelle vorgestellt.

In Punkt 3 werden Verfahren zur Ermittlung und Behandlung von Burnout benannt. Hierfür stelle ich das international anerkannteste Messverfahren für Burnout und ein Beispiel für eine gängige Behandlungsform aus einer psychotherapeutischen Klinik vor. Im Unterpunkt 3.1 werden notwendige Maßnahmen zur individuellen und organisationsbezogenen Prävention des Burnout-Syndroms benannt.

Daraufhin wird in Punkt 4 der Zusammenhang zur Arbeitswelt hergestellt. Die Auswirkungen von Burnout auf das Berufsleben werden dabei durch empirische Ergebnisse belegt.

Abschließend diskutiere ich in Punkt 5 die Problematik bei der Definition und Feststellung von Burnout, die Folgen, die sich daraus ergeben können und die Auswirkungen auf die Arbeitswelt.

Für diese Hausarbeit habe ich vorwiegend wissenschaftliche Beiträge aus Fachliteratur und themenbezogenen Zeitschriften genutzt. Zudem wurden Materialien und Statistiken von Instituten und des Betriebskrankenkassenverbandes verwendet.

2. Definition von Burnout

Der Begriff „Burnout" wird in der Forschung noch nicht lange genutzt. Die erste Erwähnung geht auf den amerikanischen Psychoanalytiker Herbert Freudenberger aus dem Jahr 1974 zurück, der in einem Aufsatz seine Beobachtungen über die Arbeitseinstellung von ehrenamtlichen Mitarbeitern einer Hilfsorganisation festhielt. Demnach veränderte sich deren Verhalten von zuerst motivierten und engagierten Mitarbeitern zu leicht reizbaren und demotivierten Personen. Er schloss daraus, dass dies im Zusammenhang mit einer *„außerordentlichen Verausgabung an Energie, Kraft oder psychischen und physischen Ressourcen [der Mitarbeiter]"* stehen musste und beschrieb diesen Vorgang als „Ausbrennen" (engl. „Burnout").[1]

Es gibt in der Fachwelt bis heute keine generelle Übereinstimmung bezüglich der Definition von Burnout. Es besteht jedoch weitestgehend Einigkeit darin, dass *„die Person des Arbeitenden, die Organisations- und Arbeitsbedingungen oder die sozialgesellschaftlichen Verhältnisse im Mittelpunkt der Analyse stehen [sollten]."* Eine der angesehensten Definitionen stammt von Christina Maslach aus dem Jahr 1976. Sie beschrieb Burnout als eine Folge des Zusammenwirkens von emotionaler Erschöpfung, Depersonalisation und reduzierter Leistungsfähigkeit, das besonders bei Mitarbeitern der Humandienste mit engem und beständigem Kontakt zu Menschen auftrete.[2]

Es ist allerdings weiterhin problematisch, eine exakte Definition des Burnout-Begriffes zu formulieren. *„Beispielsweise ist die Abgrenzung zu Depressionen erschwert, weil in der Symptomatik deutliche Parallelen anzutreffen sind"*. Dies bedeutet, dass es aufgrund der großen Reichweite und Anzahl der Krankheitszeichen schwer ist, das Phänomen „Burnout" von anderen psychischen Erscheinungen zu unterscheiden. Aus selbigem Grund sei es auch generell kaum möglich, alle wesentlichen Aspekte zu benennen, weshalb ein ungenaues Bild der Krankheit und eine undifferenzierte Betrachtungsweise entstehen. *„Dies kann darin gipfeln, grundsätzlich bei einem anstrengenden, auch von Misserfolgen begleiteten Beruf von einer Burnout-Symptomatik auszugehen."*[3]

---

[1] vgl. Freudenberger, 1974, S. 159 f
[2] vgl. Richter/Hacker, 1998, S. 144
[3] vgl. Pfennighaus, 2000, S. 6 f

In der 10. Auflage der Internationalen Klassifikation der Erkrankungen (ICD-10) zur Verschlüsselung von Diagnosen in der ambulanten und stationären Versorgung, wird das Burnout-Syndrom in der Kategorie „Faktoren, die den Gesundheitszustand beeinflussen und zur Inanspruchnahme des Gesundheitswesens führen" eingeordnet. In der Unterkategorie „Personen, die das Gesundheitswesen aus sonstigen Gründen in Anspruch nehmen", findet man unter dem Diagnoseschlüssel Z73.0 die Beschreibung „Probleme mit Bezug auf Schwierigkeiten bei der Lebensbewältigung", was den Zustand des „Ausgebranntseins" (Burnout) und den „Zustand der völligen Erschöpfung" mit beinhaltet.[4]

Im Folgenden werden nun die Ursachen der Entstehung von Burnout benannt, sowie die gängigen Symptome und der Krankheitsverlauf erläutert.

2.1 Ätiologie und Symptomatik

Es gibt keine hauptsächliche Ursache für die Entstehung von Burnout. Vorraussetzung dafür ist vielmehr das Zusammenspiel diverser Faktoren in der individuellen Lebenssituation, der Arbeitssituation und den eigenen Werten. *„Typischerweise sind Menschen in Berufen mit hohem Arbeitsdruck und wenigen individuellen Gestaltungsmöglichkeiten betroffen (...). Diese Konstellation wird als „high demand, low influence" bezeichnet."* So wird das Burnout-Syndrom entweder als Folge eines Überengagements, eines emotional belastenden zwischenmenschlichen Kontakts am Arbeitsplatz oder als Resultat des gesellschaftlichen Wandels verstanden.[5]

Individuelle psychologische Faktoren sind neben äußeren Belastungen mitentscheidend bei der Entstehung von Burnout. *„Oft wirkt schon die Diskrepanz zwischen hohem persönlichen Einsatzwillen, großen Erwartungen und dem grauen Arbeitsalltag ernüchternd. Dazu kommt in manchen Fällen die mangelhafte gemütsmäßige Belastbarkeit im Umgang mit Patienten, Kunden, Schülern usw. (...) Häufig sind es auch Menschen mit Leistungswillen und Idealismus, die ihren beruflichen Aufgaben zwar gerecht werden wollen, dann aber bitter feststellen müssen, dass die erwarteten Erfolge und Anerkennungen ausblieben (...). So werden Misserfolge im Arbeitsfeld dann nicht nur als Kränkungen, sondern sogar als*

---

[4] vgl. Deutsches Institut für Medizinische Dokumentation und Information, 2006, S. 674
[5] vgl. Bergner, 2004, S. 410

persönliche Niederlagen erlebt." Auch eine Über- bzw. Unterschätzung der eigenen beruflichen Qualifikation ist ein solcher Risikofaktor, da dies oft eng mit einem übersteigerten Ehrgeiz zur Leistungsfähigkeit verbunden ist. Bei beiden Einschätzungen soll bewiesen werden, dass man dazu fähig ist, die geforderte Arbeit zufriedenstellend auszuführen – bei der Unterschätzung als Trotzreaktion auf den an der eigenen Person gehegten Zweifel, bei der Überschätzung als Streben nach Selbstdarstellung und Erfolg sowie als Therapieform bei Nichtbeachtung, Kränkung etc. Hierbei kann es jedoch zu einer Überbelastung bzw. Überforderung kommen, durch die psychosomatische und körperliche Beeinträchtigungen entstehen – angefangen bei einem geminderten Selbstwertgefühl, über Erschöpfungszustände und Depressionen, bis hin zu Herz-Kreislauf- und Magen-Darmstörungen sowie Wirbelsäulenbeschwerden. [6]

Der interpersonelle Bereich ist nicht nur in der Arbeitswelt ein wichtiger Faktor. *„Positive soziale Beziehungen im privaten Bereich (...) schützen vor dem Ausbrennen. Entscheidend hierfür ist die Qualität der Sozialkontakte.*" Demnach ist es besonders problematisch, wenn dem Betroffenen von seinem Gegenüber nicht zugehört wird, er keine emotionale Unterstützung erhält und seine soziale Wirklichkeit nicht geteilt wird. Hierdurch könne ihm das Gefühl vermittelt werden, mit seinen Empfindungen alleine dazustehen. Allerdings sei ebenso darauf zu achten, dass der Betroffene keine unrealistische Erwartungshaltung entwickelt und eine Art der sozialen Unterstützung verlangt, die die andere Person zu leisten nicht in der Lage ist. [7]

Dass das Burnout-Syndrom nur schwer zu ermitteln ist, zeigt sich auch an der Symptomatik. Es kann sowohl zu nur einzelnen Beschwerden kommen, als auch ein ganzer Komplex aus körperlichen, mentalen und emotionalen Symptomen sowie auffälligem Verhalten auftreten. So sind z.B. Lustlosigkeit, Müdigkeit, Kopfschmerz, Diarrhö, Muskelverspannungen und kardiale Beschwerden körperliche Anzeichen. Für die mentalen, emotionalen und Verhaltensauffälligkeiten gelten *„Konzentrationsschwierigkeiten, Entscheidungsschwäche, fehlende Ziele und verminderte Belastbarkeit, (...) Nervosität, depressive Verstimmungen, Unruhe, Pessimismus, fehlende Motivation, Kontaktverlust zu (...) Mitarbeitern, Kollegen und Freunden sowie innere Leere und [ein] vermindertes Selbstwertgefühl*" als Vorzeichen. Auch ein plötzlich auftretendes Suchtverhalten, wie z.B. Rauchen oder Drogenkonsum

---

[6] vgl. Faust, 1999, S. 9 f
[7] vgl. Barth, 1997, S. 30

gilt als ein erster Anhaltspunkt für das Burnout-Syndrom.[8] Allerdings erkennt man diese Symptome nicht immer sofort als solche, da sie meist in einem schleichenden Prozess, der mehrere Jahre dauern kann, auftreten und gelegentlich auch wieder verschwinden bzw. durch andere Symptome ersetzt werden. Bei dem Beruf des Lehrers oder Arztes z.b. können erste Anzeichen aber auch schon wesentlich schneller auftreten, was durch einen so genannten Praxisschock erklärt wird. Hierbei stimmen die in der Ausbildung vermittelten theoretischen Werte und die für das Berufsfeld entstandenen Erwartungen mit den tatsächlichen Erlebnissen in der Praxis nicht überein.[9]

2.2 Pathogenese

Burisch fasste im Jahr 1994 u.a. die von Herbert Freudenberger, Michael Lauderdale, Jerry Edelwich und Christina Maslach erstellten Verlaufsmodelle des Burnout-Syndroms zusammen. Sie alle gehen davon aus, dass der Betroffene diverse Phasen durchläuft und beinhalten eine Vielzahl verschiedenartiger Symptome. Während sich die Modelle nach Freudenberger und Lauderdale auf die allgemeine soziale Umwelt des Betroffenen beziehen, richtet sich das Hauptaugenmerk bei Edelwich und Maslach auf die Berufswelt.

Modell nach Freudenberger
Hier wird der Verlauf von ein empfindendes in ein empfindungsloses Stadium beschrieben. In der ersten Phase verspürt der Betroffene eine chronische Müdigkeit, die ihn dazu zwingt einen höheren Energieeinsatz zur Erreichung des gewohnten Leistungsstandards zu erbringen. Um dies zu erreichen werden – soweit möglich - alle negativen Gefühle verdrängt. Dies hat den Effekt, dass im empfindungslosen Stadium Symptome wie z.B. Gleichgültigkeit, Langeweile, Zynismus, Ungeduld, erhöhte Reizbarkeit und psychosomatische Beschwerden bis hin zu Depressionen auftreten können.

Modell nach Lauderdale
Hier werden die Stadien der anfänglichen Verwirrung, über daraufhin eintretende Frustration bis zur kompletten Verzweiflung durchlaufen. So hat der Erkrankte im Anfangsstadium nur ein vages Gefühl dass etwas nicht in Ordnung ist, was mit gelegentlichem, grundlosem Angstgefühl verbunden ist und erste Symptome wie

---

[8] vgl. Bergner, 2004, S. 411
[9] vgl. Rudow, 1994, S. 124 f

Kopfschmerzen, Energielosigkeit, Schlafmangel etc. auftreten. In der Phase der Frustration beherrschen Unzufriedenheit und Ärger auch gegenüber Freunden und Familienangehörigen die Gefühle des Betroffenen. Es kommt zu stärkeren körperlichen Beeinträchtigungen wie z.b. Rückenschmerzen oder Migräne und eine Entspannung ist nur noch durch Alkohol oder Beruhigungsmittel möglich. Im Endstadium kommt es zu einem Gefühl der Sinnlosigkeit und inneren Leere. Durch Selbstanklagen, Apathie und einem allgemeinen Erschöpfungsgefühl zieht sich der Verzweifelte immer mehr aus seinem sozialen Umfeld zurück.

Modell nach Edelwich

In diesem Arbeitsmodell entwickelt sich idealistische Begeisterung zur Apathie. Anfangs ist der Arbeitnehmer noch optimistisch und hat hochgesteckte Ziele. Der hohe Energieeinsatz und eine gewisse Selbstüberschätzung können sogar zu einer Überidentifizierung mit der Arbeit bzw. den Klienten und Omnipotenzgefühlen führen. In der zweiten Phase – dem Stillstand – erfolgen erste Rückschläge und somit Ernüchterung. Die Karriereaussichten haben nun einen höheren Stellenwert im Leben des Betroffenen und die sozialen Kontakte werden auf Arbeitskollegen beschränkt. Darauf folgt das Stadium der Frustration. Hier bekommt der Arbeitnehmer durch spürbaren Mangel an Anerkennung von Vorgesetzten und Klienten das Gefühl der Inkompetenz, Erfolg- und Machtlosigkeit. Zur Bewältigung kann es zum Gebrauch von Drogen und einer Überernährung kommen. In der finalen Phase der Apathie ist der Erkrankte durch die unbefriedigenden beruflichen Aussichten völlig verzweifelt und desillusioniert, was Gleichgültigkeit und Resignation zur Folge hat.

Modell nach Maslach

Nach Maslach beginnt die Entstehung des Burnout-Syndroms in der Arbeitswelt mit emotionaler und physischer Erschöpfung. Der Erkrankte ermüdet schon beim Gedanken an Arbeit, einhergehend mit Schlaflosigkeit und Anfälligkeit für z.B. Erkältungen und Kopfschmerzen. Die zweite Phase hat die Dehumanisierung zur Folge, wobei sich eine negative Einstellung gegenüber Arbeitskollegen und Klienten entwickelt. Zudem wird die Arbeit auf das nötigste beschränkt und Unangenehmes vermieden, wodurch sich Schuldgefühle bilden. Schließlich wächst im terminalen Stadium der *„Widerwillen gegen sich selbst, (...) gegen alle anderen Menschen [und] (...) gegen überhaupt alles."*[10]

---

[10] vgl. Burisch, 1994, S. 30 f

Diese vier Modelle spiegeln nur einen geringen Teil der Vielzahl an existierenden Verlaufsmodellen wider. Zum einen setzen weitere einschlägige Fachautoren in ihren Modellen verschiedene Erklärungsschwerpunkte, zum anderen kommt es auch zu Widersprüchlichkeiten innerhalb der Ergebnisse. Meist wiederholen oder überschneiden sich jedoch die Erklärungsansätze in ihrer Definition und Symptomatik. So können die vier vorgestellten Modelle nur als Beispiel für die gängige Auffassung zum Krankheitsverlauf des Burnout-Syndroms dienen. Auch in diesem Punkt besteht in der Fachliteratur keinesfalls grundlegende Einigkeit, was wieder einmal die Schwierigkeit hinsichtlich einer sicheren Diagnosestellung der Krankheit aufzeigt.[11]

3. Ermittlung und Behandlung des Burnout-Syndroms

Zur Ermittlung des Burnout-Syndroms stehen nur wenige Messinstrumente zur Verfügung. Das hierfür gängigste und anerkannteste Messinstrument ist das 1981 von Maslach und Jackson entwickelte und 1986 überarbeitete „Maslach-Burnout-Inventory". Hierbei wird sich auf drei Dimensionen von Burnout konzentriert: „Emotionale Erschöpfung", „(reduzierte) persönliche Leistungsfähigkeit" und „Depersonalisierung". Eine weitere Version des MBI hatte als vierte Dimension noch „Involviertheit" beinhaltet, was sich aber nicht durchsetzen konnte. Diese Dimensionen geben aufgrund ihrer Unterschiedlichkeit im Testresultat keinen Gesamtwert wieder, sondern es soll durch Nachfrage nach der Häufigkeit des Auftretens ein Überblick darüber gegeben werden, ob die Testperson anfällig oder bereits betroffen sein könnte. Dies kommt aber nur zustande, insofern dieser Test von ein und derselben Person öfters und regelmäßig durchgeführt wird. Sobald sich hier signifikante Veränderungen hinsichtlich der Häufigkeit der auftretenden Faktoren ergeben, kann man von einem Vorhandensein des Burnout-Syndroms ausgehen. Auch nach der Intensität der einzelnen Faktoren wurde in einer früheren Version des MBI gefragt, *„später wurde die Intensitätsskala mit dem Argument, dass eine starke Korrelation zwischen Häufigkeit und Intensität besteht [aber] nicht mehr verwendet".*[12]

„Ist ein Burn-Out-Syndrom erst einmal eingetreten, so helfen Entlastungen von der Arbeit durch Krankschreibungen oder Urlaub und auch Vitaminkuren nicht mehr. Es ist eine intensive klinische psychotherapeutisch-medizinische Behandlung notwendig, um

---

[11] vgl. Körner, 2002, S. 49
[12] vgl. Pfennighaus, 2000, S. 105 f

den Verlust der Grenzen nach innen und außen erfolgreich zu reflektieren. Der Mensch hat die Beziehung zu sich selbst und seinen sicheren Ort in der Beziehung zu anderen verloren."[13] Ein multimodales, klinisches Behandlungskonzept soll dazu führen, dass der Betroffene dazu in der Lage ist, sich neu zu orientieren, sich mit den individuell bedingten Ursachen des Burnout-Syndroms auseinanderzusetzen und auch selbstständig Lösungsansätze zu entwickeln. Hierfür sind z.b. folgende Therapieformen möglich und vorgesehen:

Systemische Einzeltherapie

Hier führt der Therapeut Einzelgespräche mit dem Betroffenen, damit sich dieser mit "den Ursachen seiner Erkrankungen, den Verlust seiner inneren Grenzen, der Grenzen von Arbeitswelt und Privatleben sowie seinen gestörten Beziehungsmustern [auseinandersetzt]."

Systemisch-integrative Familienaufstellung

Im Gruppengespräch mit anderen Patienten reflektiert der Betroffene die Beziehungsmuster, die als Reaktion auf familieninterne Veränderungen immer wieder erneut auftreten. Zudem wird sich auch hier mit den Grenzen zwischen Beruf, Familie und Freundeskreis auseinandergesetzt, wodurch erlernt werden soll, sich besser abzugrenzen. Der Erkrankte soll erkennen, was es für Auswirkungen von Konfliktvermeidung auf seine Beziehungen gibt und konfrontiert sich mit bisher nicht gelösten Konflikten.

Kunsttherapie

Durch das Erstellen von Zeichnungen und Bildern soll der Patient solche Eindrücke, Erinnerungen und Gefühle zum Ausdruck bringen, zu denen er sprachlich nicht in der Lage ist. "Er vergrößert seine inneren Ressourcen, indem er sie sich bewusst macht, und stärkt damit seine Autonomie. Er findet zurück (...) zu innerer Struktur, Kreativität und Lebensfreude."

Tanz- und Bewegungstherapie

Hierbei soll ein neues Gefühl für den Körper und dessen Bedürfnisse entwickelt werden. Ziel ist es, die Warnsignale frühzeitig zu erkennen und fähig zu sein darauf einzugehen. Dadurch begegnet der Betroffene seinen Symptomen weniger ängstlich und ist in der Lage besser mit ihnen umzugehen.

---

[13] Hagemann, 2003, S. 253

Zusätzlich gibt es noch verschiedenartige andere Therapieformen und –ansätze. So soll z.B. die soziale Kompetenz im Umgang mit anderen Patienten gestärkt werden, um dem Rückzugsverhalten bzw. der Isolierung zu entgegnen. Auch Entspannungstechniken wie Meditation, Yoga etc. kann sich der Betroffene aneignen, um sein seelisches Gleichgewicht zurück zu gewinnen. Durch körperliche Aktivität wie z.B. Krankengymnastik, Walking etc. sollen Verspannungen gelöst oder der Verspannungsschmerz gelindert werden.[14]

3.1 Prävention und Verhütung von Burnout

Da sich das Phänomen Burnout sowohl durch arbeitsbedingte, als auch durch individuell bedingte Faktoren entwickelt, sind hierfür jeweils unterschiedliche Anforderungen zur Prävention und Verhütung gegeben. Dabei soll sowohl an der Organisations- als auch an der persönlichen Ebene angesetzt werden.

„Den Rahmenbedingungen auf Organisationsebene kommt entscheidende Bedeutung zu. So bietet sich an, Arbeitsinhalte und Arbeitsumgebung zu verbessern und optimal an die Fähigkeiten der Mitarbeiter anzupassen. Trägt doch die Eignung von Mitarbeitern, d.h. dass keine Unter- oder Überforderung stattfindet, entscheidend zu Arbeitszufriedenheit und Produktivität bei." Durch Miteinbeziehung der Angestellten in die Gestaltung von Arbeitsabläufen soll zudem eine Identifikation mit der zu erbringenden Arbeit und dem Betrieb entstehen, was dem Burnout vorbeugt. Überstunden sollten zur Entlastung der Mitarbeiter begrenzt werden. Es ist zudem sinnvoll, die Führungskräfte durch spezielle Schulungsmaßnahmen in effizienter Mitarbeiterführung und –kommunikation zu trainieren.[15] Ferner kann sich auch ein Supervisionssystem als sinnvoll erweisen, insbesondere im Pflegebereich ist dies sogar von besonderer Bedeutung. Hierbei sind z.B. regelmäßige Gruppendiskussionen über die Arbeitsbelastungen - zu denen u.a. die zu betreuenden Patienten gehören - ein wichtiger Bestandteil. Zudem sind Angebote für gesundheitsfördernde Aktivitäten, wie Yoga oder Gymnastik, bzw. sogar eine regelmäßige ärztliche Betreuung oder Physiotherapie von Vorteil. *„Die Notwendigkeit hierzu ergibt sich aus zahlreichen*

---

[14] vgl. Hagemann, o.J., S. 7 f
[15] vgl. Schulze, 2005, S. 24

körperlichen Beschwerden, die beispielsweise für Pflegeberufe noch dominanter als das Burnoutphänomen selbst sind."[16]

Ebenso sind individuelle Maßnahmen zur Burnoutprävention erforderlich, *„um seine berufliche Vitalität und seine Gesundheit aufrecht zu erhalten. An erster Stelle steht, ein ausgewogenes Verhältnis zwischen Arbeit und Erholung zu wahren.“* Kommt es während der Arbeit zu einem stressvollen Ereignis, kann es hilfreich sein die Unterstützung der Kollegen zu erfragen oder einen Teil der Aufgaben weiter zu delegieren. Entspannungsübungen helfen dabei, während und nach der Arbeit Erholungsphasen ausnutzen und in den Alltag einbauen zu können, denn aufgrund eines bereits aufgetretenen Burnout-Syndroms ist es den Angestellten typischerweise oft nicht möglich selbst in der Freizeit überhaupt einen Erholungseffekt zu erzielen. Zudem wird zu einem allgemein gesunden Lebensstil geraten. Die richtige Ernährung, ausreichend Bewegung und ein stabiler Schlafrhytmus können dabei helfen, mit Stresssituationen besser umzugehen und sie besser zu verarbeiten. Hierfür bieten sich auch Stress- und Zeitmanagementtrainings an, die praktische und individuell abgestimmte Hinweise zum Umgang mit Arbeitsbelastungen liefern und eine klarere Struktur in den Alltag bringen und somit den Ursachen von Burnout vorbeugen.[17]

4. Empirische Ergebnisse zu den Auswirkungen von Burnout in der Arbeitswelt

In den siebziger Jahren wurden erstmals umfassende Untersuchungen über das „berufliche Ausbrennen" in helfenden Berufen sowie bei Führungskräften veröffentlicht. Es zeigte sich daraufhin, dass das Burnout-Syndrom ein sehr viel weiter verbreitetes Phänomen ist, da Forscher bei diversen anderen Berufsgruppen ähnliche Entwicklungen feststellen konnten. Auch Psychotherapeuten und Berater berichteten von immer häufiger auftretenden, massiven Klagen über beruflichen Überdruss. Aufgrund von falschen Erwartungen an die Berufswelt und zu hoch gesteckten, bzw. nicht erreichten Zielen, wuchs bei ihren Patienten und Klienten die Verzweifelung und entwickelte sich bis hin zur Resignation. Dabei blieben besonders sowohl die Arbeiter, die angestellten Handwerker und Berufsgruppen mit wenig belastendem Menschenkontakt (Förster, Leuchtturmwärter), *„(...) [als] auch Personen, die beruflich*

---

[16] vgl. Richter/Hacker, 1998, S. 155 f
[17] vgl. Schulze, 2005, S. 24

die Möglichkeit gefunden hatten, sich in eine Aufgabe zu vertiefen (Computerspezialist, Chemielaborant), (...) weitgehend verschont." Als ernsthaft gefährdet hingegen erwiesen sich Selbstständige, leitende Angestellte, höhere Beamte, Personen mit hohem Publikumsverkehr und Menschen mit überblickender Verantwortung für Personen, Materialien oder Abläufe.

Für alle am Burnout-Syndrom Erkrankten ist hierbei besonders kennzeichnend, dass sie ihre Berufswahl selbst getroffen haben, hoch motiviert waren diesen auszuüben und damit etwas bewirken wollten. *„Die Gefühle des Ausbrennens erlebt der für seine Schüler überengagierte Lehrer genauso wie der Schalterbeamte, der seine Kunden zufrieden stellen möchte. Es trifft die Journalistin, die unter Hochdruck ihre Leserschaft mit aktuellster Information versorgen möchte ebenso wie den Kinderarzt, der mit großem Enthusiasmus seine Praxistätigkeit aufnimmt. Ob Piloten, Krankenschwestern, kaufmännische Angestellte, Anwältinnen, Lektoren, Sozialpädagoginnen, Polizisten, Psychologinnen oder ungezählte weitere Berufsgruppen – Ausbrennen stellt sich als eine universelle Bedrohung für Personen in eigentlich interessanten, anregenden und fordernden Tätigkeitsfeldern dar."*

Personen in helfenden Berufen sind besonders gefährdet an Burnout zu erkranken, da ihre Hauptaufgabe darin besteht, sich intensiv mit Ratsuchenden in einer schwierigen Situation oder Notlage zu beschäftigen, auf sie einzuwirken und sich für sie einzusetzen. Neben den klassischen Helferberufen wie Psychologen, Ärzten, Psychotherapeuten, Krankenschwestern, Physiotherapeuten, Sozialpädagogen, Erziehern und auch Lehrern oder Pastoren sind ebenfalls Gastwirte, Friseure und Taxifahrer betroffen, da auch ihnen häufig die Alltagssorgen anvertraut werden. Doch auch Stewardessen, Gefängnispersonal oder Schalterbeamte sind regelmäßig der auszehrenden Beschäftigung mit eigenwilligen und problematischen Mitmenschen ausgesetzt, wodurch sie anfälliger für Ermüdung und Resignation werden.[18]

In einer Studie zum Thema „Belastungserleben im Beruf" zeigte sich zudem, dass gerade Arbeitnehmer, die Bewegungsmangel haben, unter Zeitdruck stehen, häufig Überstunden leisten und eine einseitige, monotone Arbeit ausführen, einen Leistungsabfall verzeichnen. Dies kann zu einer „inneren Kündigung" führen, *„d.h. man liebäugelt mit einer Kündigung des Arbeitsverhältnisses, führt sie aber nicht zwangsläufig durch (z.B. wegen der allgemeinen Arbeitsmarktlage und/oder mangels*

---

[18] vgl. Müller, 1994, S. 33 f

einer Alternative)." Hierüber entsteht zudem ein Zusammenhang zu dem Gefühl der Verbundenheit gegenüber dem Arbeitgeber, d.h. je niedriger die Verbundenheit desto niedriger die Leistung.[19]

Laut des BKK-Gesundheitsreports 2006 wurde jeder Arbeitnehmer im Jahr 2005 durchschnittlich 12,6 Tage für krankheitsbedingt arbeitsunfähig befunden. Zwar wird hierbei nicht spezifisch auf das Burnout-Syndrom eingegangen, allerdings machten psychische Störungen als vierthäufigste Ursache bereits 8,5% der Ausfalltage aus. In den letzten 30 Jahren wuchs die Relevanz der psychischen Leiden, deren Häufigkeit sich in diesem Zeitraum vervierfacht hat.[20] Dies macht sich besonders bei den weiblichen Angestellten bemerkbar, bei denen die durchschnittlichen Fehlzeiten aufgrund psychischer Leiden um die Hälfte über denen von Männern liegen. *„Dies weist zum einen auf eine höhere psychische Vulnerabilität der Frauen hin, hängt aber auf der anderen Seite auch mit ärztlichen Diagnosegewohnheiten zusammen, wonach Männern eher organbezogene Krankheitsdiagnosen und Frauen häufiger psychische Störungen attestiert bekommen.*" Während Letztere bei Männern auch 2005 an vierter Stelle gemessen an den Krankheitstagen standen, bildeten sie bei Frauen die drittwichtigste Diagnosegruppe. Bei beiden Geschlechtern zusammen ist seit 1980 die Fehlzeitenquote aufgrund psychischer Belastungen um 94% angestiegen. Diese langfristige Erhöhung ist durch tief greifende soziale Veränderungen zu erklären, wobei *„die Zunahme der psychischen Störungen vermutlich auch aus einer verstärkten (...) Dokumentation seitens der behandelnden Ärzte resultiert.*"[21]

Auch in der Gruppe der Arbeitslosen können sich psychische Beschwerden wie Burnout entwickeln, z.B. aufgrund sozialer Ausgrenzung. Durch den Verlust der finanziellen Sicherheit und der eigenen Identität, die sich über die Arbeit gebildet hat, kommt es häufig sogar zu psychosomatischen Beschwerden, wie Depressivität, Schlaflosigkeit, Reizbarkeit, Ängstlichkeit und Nervosität, was unter Umständen zu körperlichen Schäden führen kann. Gerade bei Langzeitarbeitslosen sind diese Symptome besonders stark ausgeprägt. Auch anhaltende Demütigungen seitens der Gesellschaft aufgrund der Arbeitslosigkeit sind Stressoren, die sich auf den psychischen Zustand auswirken und zu einem Auftreten des Burnout-Syndroms führen können.[22]

---

[19] vgl. Otto, 2006, S. 7 f
[20] vgl. BKK Bundesverband, 2006, S. 12 f
[21] vgl. BKK Bundesverband, 2006, S. 29
[22] vgl. Elkeles, 2003, S. 658 f

5. Diskussion

Die bisherigen Ausführungen zeigen, dass das Burnout-Syndrom ein sehr weites und komplexes Feld ist. Es ist praktisch nicht möglich eine exakte Definition dieser Krankheit zu liefern, was die Durchsicht zahlreicher Beiträge in Fachliteratur bestätigt. Zwar werden in den Definitionen verschiedener Autoren meist immer wieder einzelne gleiche Ursachen und Symptome genannt, jedoch gibt es in jeder Beschreibung markante Unterschiede zu einer Anderen. Das Problem besteht wohl auch darin, dass es bis heute kaum möglich ist überhaupt genau sagen zu können ob jemand letztendlich am Burnout-Syndrom leidet. Durch die große Anzahl der Symptome passt im Grunde genommen jeder zu irgendeinem Zeitpunkt in dieses Krankheitsbild, da alle Menschen irgendwann unter einzelnen Merkmalen oder einer Kombination aus Selbigen leiden (z.b. Kopfschmerzen, Müdigkeit etc.). Die Schwierigkeit in der Diagnosestellung wird des Weiteren auch am Maslach-Burnout-Inventory deutlich, da dies das einzige international anerkannte Verfahren zur Messung von Burnout ist. Dieser „Fragebogen" ist allerdings eher für den regelmäßigen individuellen Gebrauch geeignet, da man keinen Gesamtwert erhält, sondern die Häufigkeit des Auftretens der Symptome beobachtet.

Hierin liegt auch die Gefahr, dass schon bei den geringsten Anzeichen von einer Burnouterkrankung ausgegangen wird. Andererseits können es sich Arbeitnehmer aber auch zu Nutzen machen und sich zwecks einer Krankschreibung auf diese Symptome beziehen. Daten und Ergebnisse, ob und wie häufig so etwas vorkommt, wurden leider in keinem Bericht veröffentlicht, da es anscheinend auch den Behörden, Krankenkassen etc. schwer fällt, diese Krankheit richtig zu erfassen und zu klassifizieren. In der ICD-10 wird das Burnout-Syndrom jedoch genannt – unter Anderem deshalb muss die Existenz dieses Phänomens also trotzdem als unbestritten gelten.

Auch sollte man das Burnout-Syndrom nicht als „Modeerscheinung" betrachten, wie manche kritische Stimmen es darstellen. Zwar ist der Begriff besonders in den letzen zwei Jahrzehnten stark verbreitet worden, allerdings liegt das wohl eher daran, dass dieser auch erst in den 1970er Jahren das erste mal in einem Artikel einer psychologischen Fachzeitschrift genannt wurde. Die Forschung über das

Burnoutphänomen geht allerdings noch sehr viel weiter zurück – jedoch wurde es unter Umschreibungen wie Stress, Depressionen usw. behandelt.

Es konnte dargestellt werden, dass die Erkrankung an Burnout eine Auswirkung auf die Arbeitswelt hat. Die These, dass es sowohl für die Betriebe, als auch für den Arbeitnehmer negative Folgen hat, hat sich somit bewahrheitet. Dadurch ist das Burnout-Syndrom nach meiner Meinung ein Gebiet, auf dem weiterhin Forschungsbedarf besteht und das stärker eingegrenzt, bzw. klarer definiert werden sollte, damit präventive Maßnahmen in einen sinnvollen Zusammenhang gebracht werden können. Es könnten somit z.b. gezielt die richtigen Vorraussetzungen in der Arbeitsumwelt geschaffen werden, die einem Burnout vorbeugen. Solange allerdings noch Uneinigkeit darin besteht, was das Burnout-Syndrom kennzeichnet, kann auch – gerade in größeren Betrieben - nicht individuell auf den Arbeitnehmer eingegangen werden, was zu einem Leistungsabfall bei Selbigen führt. Dies wird weder im ökonomischen Sinne des Unternehmens, noch im gesundheitlichen Sinne des Mitarbeiters sein. Denn von einem gesunden, motivierten und produktiven Arbeitnehmer profitieren alle Beteiligten.

Wenn du eine Stunde glücklich sein willst:

schlafe

Wenn du einen Tag lang glücklich sein willst:

gehe fischen

Wenn du eine Woche lang glücklich sein willst:

schlachte ein Schwein

Wenn du einen Monat lang glücklich sein willst:

heirate

Wenn du ein Jahr lang glücklich sein willst:

erbe ein Vermögen

Wenn du ein Leben lang glücklich sein willst:

LIEBE DEINE ARBEIT [23]

---

[23] Chinesisches Sprichwort, aus: Barth, 1997, S. 6

LITERATURVERZEICHNIS

Barth, Anne-Rose (1997): *Burnout bei Lehrern.* 2. Auflage. Göttingen: Hogrefe Verlag für Psychologie

Bergner, Thomas (2004): *Burn-Out bei Ärzten : Lebensaufgabe statt Lebens-Aufgabe.* In: Deutsches Ärzteblatt. Ausgabe 09/2004. Köln: Verlag Deutsches Ärzteblatt, S. 410-413

BKK Bundesverband (2006): *Demografischer und wirtschaftlicher Wandel gesundheitliche Folgen.* In: BKK Gesundheitsreport 2006. Essen

Burisch, Matthias (1994): *Das Burnout-Syndrom : Theorie der inneren Erschöpfung.* 2.Auflage. Berlin: Springer Verlag

Deutsches Institut für Medizinische Dokumentation und Information (2006): *ICD-10-GM, Version 2007 : Systematisches Verzeichnis.* 10. Auflage. Köln

Elkeles, Thomas (2003): *Einzelne Bevölkerungsgruppen : Arbeitende und Arbeitslose.* In: Schwartz, Friedrich Wilhelm et al. (Hrsg.): Public Health : Gesundheit und Gesundheitswesen, 2. Auflage. München: Urban & Fischer Verlag, S. 653-660

Faust, Volker (1999): *Seelische Störungen heute : Wie sie sich zeigen und was man tun kann.* 3. Auflage. München: C.H. Beck Verlag

Freudenberger, Herbert (1974): *Staff Burn-Out.* In: Journal of social issues. Ausgabe 01/1974, S. 159-165

Hagemann, Wolfgang (2003): *Burn-Out bei Lehrern : Ursachen, Hilfen, Therapien.* München: C.H. Beck Verlag

Hagemann, Wolfgang (o.J.): *Burn-Out : Der Schwelbrand der Seele.* Eschweiler: Röher Parkklinik GmbH

Körner, Sylvia (2002): *Das Phänomen Burnout am Arbeitsplatz Schule.* Dissertation. Erfurt

Müller, Eckhart (1994): *Ausgebrannt – Wege aus der Burnout-Krise.* 2. Auflage. Freiburg im Breisgau: Herder Verlag

Otto, Kathleen (2006): *Belastung und Beanspruchung im Beruf : Ergebnisse der Studie „Belastungserleben im Beruf".* Leipzig

Pfennighaus, Dietmar (2000): *Desillusionierung im Beruf : Ein Konstrukt in der Burnout-Forschung.* Marburg: Tectum Verlag

Richter, Peter; Winfried **Hacker** (1998): *Belastung und Beanspruchung : Streß, Ermüdung und Burnout im Arbeitsleben.* Heidelberg: Roland Asanger Verlag

Rudow, Bernd (1994): *Die Arbeit des Lehrers : Zur Psychologie der Lehrertätigkeit, Lehrerbelastung und Lehrergesundheit.* Bern: Verlag Hans Huber

Schulze, Beate (2005): *Burnout heute. Quo vadis? : Risiken, Auswirkungen, Prävention.* In: Swiss Burnout (Hrsg.): Burnout und Berufsleben. St. Gallen, S. 16-27